AF609564

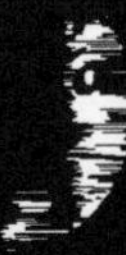

DÉPOT LÉGAL
Rhône
3
3

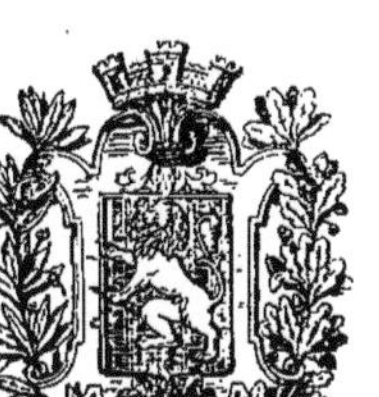

Dr Camille DANIS
Médecin stagiaire au Val de Grâce

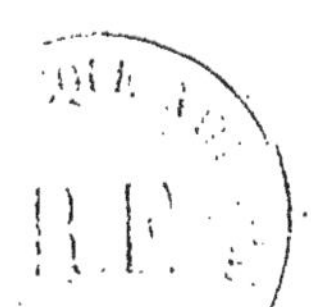

DE L'INFLUENCE
DE LA
GLANDE THYROÏDE
SUR LE
DEVELOPPEMENT DU SQUELETTE

T52 a
26

A.-H. STORCK, ÉDITEUR
LYON

52
α
26

Dr Camille DANIS
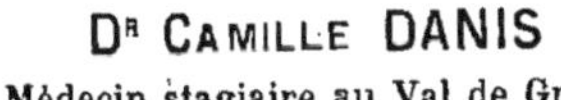
Médecin stagiaire au Val de Grâce

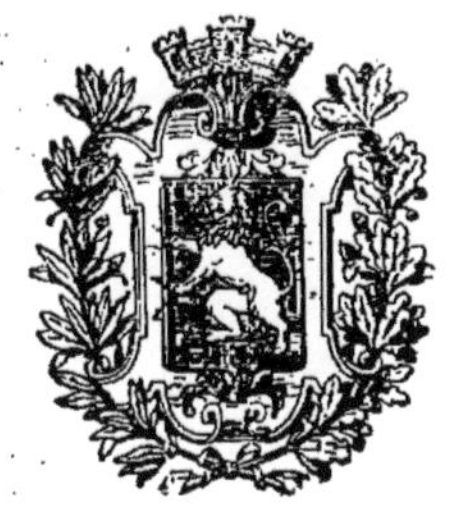

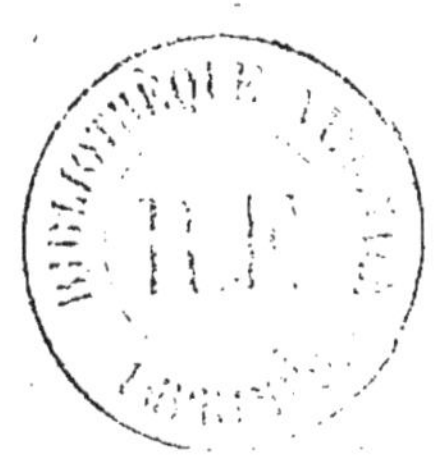

DE L'INFLUENCE
DE LA
GLANDE THYROÏDE
SUR LE
DEVELOPPEMENT DU SQUELETTE

A.-H. STORCK, ÉDITEUR
LYON

Au moment d'arriver au terme de nos études médicales, qu'il nous soit permis de témoigner notre reconnaissance à tous ceux qui de près ou de loin ont bien voulu s'intéresser à nous, à nos maîtres civils et militaires, et principalement à M. le professeur Poncet, qui nous a donné le sujet de notre thèse, et qui nous a fait l'honneur d'en accepter la présidence. Nous avons été pendant trois semestres son stagiaire assidu ; nous avons pu ainsi apprécier et goûter en même temps que le charme de ses savantes causeries cliniques, son amabilité et sa bienveillance, si connues de tous. Nous garderons de lui un précieux souvenir ; nous serons toujours fier d'avoir été l'élève de l'un des maîtres les plus éminents de la chirurgie lyonnaise contemporaine.

Nous remercions nos camarades de promotion et d'Ecole de la sympathie qu'ils ont bien voulu nous montrer, particulièrement les docteurs Caujole, Rambaud, Rauzy, à qui nous liait déjà une ancienne amitié, les docteurs Doumeng et Carrive, à qui nous devons la plupart de nos traductions, et les docteurs Thollon et de Drézigué, dont la gaieté communicative nous a permis de traverser sans trop d'ennuis nos trois années d'Ecole.

INTRODUCTION

La glande thyroïde, considérée autrefois comme un organe que l'évolution tendait à faire disparaître, a vu depuis les remarquables travaux de Reverdin, Schiff, etc., le nombre de ses fonctions et l'importance de son rôle s'accroître chaque jour. Ces derniers temps encore, Bourneville, Hertoghe et quelques autres se sont efforcés de mettre en lumière son action sur la croissance et le développement du squelette. C'est l'étude de cette nouvelle fonction que, sur les conseils de M. le professeur Poncet, nous nous sommes proposé d'entreprendre dans notre thèse. Nous n'avons apporté aucun fait nouveau dans notre travail. Faire une œuvre d'ensemble, réunir en un tout, pour en former un faisceau de preuves, les faits qui se trouvaient épars dans la science, leur donner, en les appuyant les uns sur les autres, une valeur plus grande, tel a été notre but. Pour l'atteindre, nous avons suivi la voie que suit ordinairement l'esprit dans les découvertes médicales, et qui consiste à construire une hypothèse basée sur des observations cliniques, à la vérifier par l'expérimentation, et à en tirer des conclusions thérapeutiques qui, mises en pratique, viennent confirmer ou détruire l'idée préconçue.

Nous avons donc divisé notre travail en cinq chapitres :

Dans le premier nous avons exposé tout ce que nous apprend la clinique. Nous nous sommes efforcé de montrer ce que devient le développement du squelette et en particulier la croissance dans les divers troubles de la fonction thyroïdienne.

Nous avons résumé dans le second les connaissances que nous fournit la physiologie, expérimentant sur les animaux.

Le troisième comprend l'exposé des modifications que le traitement thyroïdien convenablement administré a pu provoquer sur la croissance.

Nous avons essayé dans le quatrième de donner une idée de la physiologie pathologique de la glande thyroïde, de la pathogénie des troubles de croissance qui lui sont attribuables.

Enfin, nous avons fait dans le dernier une étude sommaire de la thyroïdothérapie, nous efforçant surtout d'en donner les indications et d'en montrer autant que possible les avantages et les inconvénients; nous y avons recherché aussi quelle pouvait être parmi le grand nombre de préparations thyroïdiennes aujourd'hui en usage, celle qu'il était préférable d'employer.

CHAPITRE PREMIER

Etude clinique

On admet généralement aujourd'hui deux sortes de troubles de la fonction thyroïdienne, qui donnent naissance à deux catégories d'affections absolument opposées : Les affections du *type myxœdémateux* dans lesquelles la glande, le plus souvent atrophiée, parfois absente, mais quelquefois aussi hypertrophiée du moins macroscopiquement, sécrète moins qu'à l'état normal, et les affections du *type Basedowien*, dont l'origine thyroïdienne est d'ailleurs encore fort contestée, mais qui pour beaucoup reconnaîtrait pour cause un hyperfonctionnement de la glande thyroïde généralement hypertrophiée, ayant parfois cependant conservé son volume ordinaire.

Les premières peuvent être congénitales, on a alors l'idiotie myxœdémateuse et le crétinisme, ou acquises comme le myxœdème spontané auquel se rattache le myxœdème opératoire, point de départ de toutes les recherches faites de nos jours sur la thyroïde. Les secondes au contraire sont toujours acquises ; elles se développent à un âge assez avancé, chez l'adulte le plus souvent.

Toutes ces affections, apparaissant les unes toujours, les autres quelquefois avant le développement complet du squelette, peuvent agir sur lui soit pour l'arrêter, soit pour le dévier ; elles nous intéressent donc et nous allons les étudier successivement au point de vue spécial qui nous occupe.

IDIOTIE MYXŒDÉMATEUSE. — Etudions d'abord l'idiotie myxœdémateuse. Cette maladie, décrite pour la première fois bien exactement par MM. Bourneville et Bricon dans le compte rendu des enfants de Bicêtre de 1886, et si bien étudiée depuis par M. Bourneville lui-même, est une maladie de l'enfance, qui se reconnaît généralement au moment du sevrage, souvent plus tôt dans les premiers mois de la vie. « Elle est, comme le dit Brissaud, ce qu'elle est » du premier au dernier jour. Son évolution est d'une extrême lenteur, si l'on peut dire qu'elle ait vraiment une évolution. Tous les malades offrent les mêmes caractères. Deux syndromes principaux les font reconnaître : un arrêt de développement intellectuel, l'idiotie à ses degrés divers, dont nous ne nous occuperons pas ici, et un arrêt de développement physique, qui se manifeste par des troubles profonds de la nutrition et qui seul fera l'objet de notre étude ; encore laisserons-nous de côté dans les troubles physiques, tout ce qui ne concerne pas le squelette, tout ce qui chez ces malades rappelle le myxœdémateux.

Ce qui frappe d'abord chez eux, c'est la petitesse de la taille. Ce sont des nains. Il suffit pour s'en convraincre de jeter un coup d'œil sur le tableau que nous avons dressé plus loin. Le sujet qui présente la taille la plus élevée,

Gr. (Emile) ne mesure que 1 m. 20 à l'âge de 16 ans. D'autres comme Pih... (Pauline) et Debàr. (Jules), pour ne citer que les cas les plus frappants, atteignent à peine la première 0 m. 89 à 27 ans et le second 0 m. 94 à 30 ans. Parfois leur croissance s'arrête complètement ; il se passe ainsi des années entières sans que leur taille augmente seulement d'un millimètre. Témoins les observations XXIX et XXX par exemple. Témoin Wath. (Augustine) qui de mai 1890 à janvier 1895 a constamment mesuré 0 m. 88 et Gangl... (Marie) qui d'août 1894 à 1895 a toujours conservé sa taille de 0 m. 89.

A côté de ce nanisme caractéristique on trouve chez les idiots myxœdémateux d'autres troubles résultant d'un vice dans le développement du squelette. Leur tête, rétrécie en avant, volumineuse en arrière, présente un développement prononcé des bosses pariétales ; leur front bas et étroit est déprimé sur les côtés. La fontanelle antérieure persiste constamment. Leur nez camus surplombe un menton petit qui semble écrasé. La dentition mauvaise irrégulièrement disposée est souvent incomplète. Les dernières côtes déformées sont déjetées en dehors et sur la colonne vertébrale, elle-même plus ou moins déviée. Le dos est toujours voûté. Enfin les membre présentent avec les articulations noueuses des incurvations rachitiques souvent très prononcées. Le bassin aussi est déformé.

Si l'on cherche qu'elle peut être la cause de tous ces troubles on trouve un phénomène constant, auquel, semble-t-il, on doive nécessairement tout rapporter . c'est l'absence totale ou l'atrophie considérable de la glande thyroïde. Nous avons réuni dans le tableau suivant

Tableau des idiots myxœdémateux dont l'état de la glande thyroïde a été recherché

N° d'ordre	OBSERVATIONS DUES A MM.	NOM DU MALADE	AGE	TAILLE	ETAT DE LA GLANDE THYROIDE
1	Curliny	X.	10 ans	0,63	*Autopsie.* Pas la plus légère trace de glande thyroïde.
2	Hilton Fagge	Edm. D...	8 »	0,76	Pas de corps thyroïde à la palpation.
3	Fletcher Beach	X.	15 »	0,78	*Autopsie.* Pas de trace de corps thyroïde.
4	Bourneville	Gr... Emile	16 »	1,20	Pas de corps thyroïde à la palpation.
5	id.	Th... Eugène	23 »	0,90	*Autopsie.* Malgré une recherche minutieuse, on ne peut trouver trace du corps thyroïde.
6	Bouchard	W... François	16 » ½	0,90	*Autopsie.* Pas de trace de corps thyroïde.
7	Arnaud Roulh	Elise H...	25 »	1,05	Le corps thyroïde ne peut être senti.
8	Bourneville	Vas .. Georges	5 »	0,76	id.
9	id.	Pil... Pauline	27 »	0,89	id.
10	Camuset	Amélina F...	24 »	0,86	id.
11	Emmet Holt	X.	4 »	0,77	id.
12	Luc Aling	X.	4 »	0,65	id.
13	Bourneville	Waki... Aug.	20 »	0,88	id.
14	id.	Bourg. Fernand	4 » ½	0,72	*Autopsie.* Pas de trace de corps thyroïde.
15	id.	Boury. Suzanne	11 mois	0,56	*Autopsie.* id.
16	id.	Cal... Marie	7 ans	0,705	*Autopsie.* id.
17	id.	Delor... Jules	30 »	0,94	Absence de corps thyroïde à la palpation
18	Norton Marming	S. Y.	18 »	0,875	id.
19	Stirling	L. M.	19 »	0,91	id.
20	id.	C. H.	13 » ½	1,11	id.
21	Pers	C... Françoise	32 »	1.00	id.
22	Bürckardt	M... Aline	3 »	0,73	*Autopsie.* Absence totale du corps thyroïde.
23	Wallis	X.	4 » ½	0.85	Absence de corps thyroïde à la palpation.
24	Telford Smith	D. B.	12 »	5 p. 6 p.	id.
25	Railton	C. B.	14 »	33 pouces	id.
26	Combes	X.	2 »	0,68	id.
27	id.	X.	4 »	0.69	id.
28	Bourneville	Ganyl Marie	20 »	0,89	id.
29	id	Bog... Lucie	3 »	0,655	id.
30	id.	Kram... Aline	4 » ½	0,70	id.
31	id.	Carl... Lucie	8 »	1,27	id.
32	id.	Dru Emma	12 »	1,08	id.
33	Jaunin	K...	16 » ½	1,135	id.
34	Paterson	X.	11 mois	0,625	id.

34 observations où la recherche de l'état de la glande thyroïde avait été sérieusement faite. Huit fois l'autopsie a été pratiquée et chaque fois il a été impossible de trouver les moindres traces de la glande. Dans tous les autres cas, au nombre de 26, on n'a jamais pu sentir par la palpation la présence de la thyroïde. Si l'on remarque que les idiots myxœdémateux présentent, en même temps que les déformations osseuses et le nanisme, tous les signes du myxœdème, dont la nature thyroïdienne est aujourd'hui incontestée, il est indiscutable que c'est aussi à l'absence de la sécrétion thyroïdienne que l'on doit attribuer ces arrêts et ces déviations du développement du squelette.

Crétinisme. — A côté de l'idiotie myxœdémateuse, que quelques-uns désignent encore sous le nom de crétinisme sporadique, vient naturellement se placer le crétinisme endémique. L'origine thyroïdienne de ce dernier est aujourd'hui admise par tous, depuis le remarquable rapport de Baillarger sur *le goître et le crétinisme*. Presque tous les crétins en effet sont des goîtreux, ont une glande thyroïde hypertrophiée. Mais c'est là une pseudo-hypertrophie, une hypertrophie organique cachant une atrophie fonctionnelle. L'existence de crétins avec glande atrophiée le prouve assez bien.

Cliniquement, le crétinisme, se rapprochant encore en cela de l'idiotie myxœdémateuse, est principalement caractérisé, suivant l'excellente définition du Dr Régis, par un arrêt de développement de l'organisme à caractères particuliers portant surtout sur la constitution physique. Le crétin, en effet, est la plupart du temps un individu petit, souvent nain, trapu. Sans doute lorsque l'affection survient à une époque de la vie où le développement est à peu près terminé, où la croissance est presque achevée, il peut atteindre une taille en rapport avec son âge. Mais lorsque au contraire, le mal débute dès l'enfance, le crétin est toujours de petite taille, comme le montre l'observation suivante, recueillie par nous dans le service de M. le professeur Poncet.

OBSERVATION I (personnelle)

Vinton Emilie, 73 ans, née à Treffes (Hautes-Alpes). Couchée au n° 5. Salle Sainte-Anne. Entrée le 28 février 1896. Morte le 17 mars 1896.

La malade entre à l'hôpital pour une hypertrophie du corps thyroïde qu'elle a depuis *sa plus tendre enfance*, mais qui depuis un an et demi à deux ans environ a subi une augmentation très rapide. L'examen attentif de la tumeur et de la malade démontre qu'il s'agit d'un cancer.

Parmi les symptômes qui peuvent nous intéresser, nous trouvons que la malade présente la plupart des signes du crétinisme. Elle est absolument stupide. L'articulation du genou est très prononcée. Les épiphyses de ses os longs sont très accusées. Sa taille *s'élève à peine à 1 m. 35*, quoique malgré son âge elle soit peu voûtée.

Le 17 mars, elle meurt à la suite d'un accès de suffocation. On pratique l'autopsie. L'examen de la tumeur vient confirmer le diagnostic posé. On se trouve en présence d'un épithéliome du corps thyroïde. On enlève en même temps le tibia et le fémur gauche. Leur longueur, mesurée au ruban métrique, est pour le tibia de 27 cent. et pour le fémur de 34 cent., alors qu'elle serait chez une femme de taille moyenne, de 34 cent. pour le tibia et de 42 cent. pour le fémur. De plus la crête du tibia est très irrégulière.

A cette observation nous en ajouterons simplement deux tirées de la thèse du docteur Gaide (Bordeaux 1894). Il s'agit dans la première d'une jeune fille de 16 ans,

Marie V. S... qui mesure à peine 1 m. 20 et dans la seconde, d'un jeune homme de 20 ans qui atteint seulement 1 m. 25. Nous rappellerons encore les résultats de la statistique, qui montrent, que c'est là où les crétins et le goître sont le plus nombreux, que l'on exempte aussi le plus de jeunes gens du service militaire pour défaut de taille.

Mais non seulement le crétin est petit, il est encore tout déformé. La tête large à la base est irrégulière avec des bosses pariétales très prononcées et l'occiput saillant en arrière. Parfois la fontanelle antérieure persiste. Le thorax étroit n'est jamais déformé. Par contre le bassin rappelle souvent le bassin des rachitiques. La longueur des membres n'est pas proportionnée à celle du tronc. Les épiphyses des os longs sont très accusées, les malléoles très prononcées et la crête du tibia très irrégulière. Enfin, les articulations sont très volumineuses, celles du genou principalement.

Myxœdème opératoire. — A ces preuves déjà si convaincantes de l'action de la glande thyroïde sur le développement du squelette, l'étude du myxœdème opératoire vient en ajouter de plus probantes encore. Depuis les travaux de Reverdin, qui le premier a attiré l'attention sur cette affection, on désigne sous le nom de myxœdème opératoire un ensemble de symptômes identiques à ceux du myxœdème spontané, et apparaissant à la suite de l'extirpation totale de la glande thyroïde. Parmi ces symptômes, qu'il serait trop long et sans intérêt d'énumérer ici, on trouve, lorsque l'opération a été pratiquée à un moment où l'ossification n'est pas encore terminée, un arrêt constant de la croissance, qui seul suffit à contre indiquer l'opération de la thyroïdectomie tant que le développement n'est pas achevé. Immédiatement après l'opération l'enfant cesse de grandir, en même temps qu'apparaissent chez lui la plupart des signes du crétinisme avec ses déformations. Durant de longues années, il conserve la même taille, comme par exemple ce jeune garçon observé par Lancereaux, qui, opéré à l'âge de 11 ans, avait conservé quatre ans après l'opération la taille qu'il avait à cette époque. Voici du reste son observation avec d'autres qui s'en rapprochent.

OBSERVATION II

(Lancereaux, *Semaine Médicale*, janvier 1893).

Un enfant de 11 ans, très bien portant, intelligent puisqu'il était le premier de sa classe, portait au cou une tumeur que le médecin traitant considérait comme un kyste, et qu'il proposa de combattre par le passage d'un séton. La famille ne voulant pas se référer à cet avis, alla consulter un médecin spécialiste des maladies de l'enfance, et celui-ci conseilla l'ablation du corps thyroïde. L'organe fut enlevé tout entier et l'enfant guérit. Quatre mois plus tard, celui-ci se faisait remarquer par les phénomènes suivants : démarche pénible et embarrassée, lenteur dans les mouvements, décoloration des téguments, changement de physionomie, gonflements des membres et refroidissement des extrémités. Mais ce qu'il y avait de plus frappant chez lui c'était la déchéance progressive des facultés intellectuelles, la lenteur de la parole, la nonchalance dans la conversation, à part certains moments où il lui arrivait de trouver quelques bons mots et certaines excitations momentanées, tout un ensemble enfin, qui le rapprochait absolument du crétin.

Aujourd'hui *quatre ans après l'opération, ce jeune garçon, a conservé la taille qu'il avait à cette époque*, mais de plus il est devenu épais et lourd, il a le visage large, le nez aplati, les lèvres volumineuses et tous les autres signes du myxœdème.

OBSERVATION III (Brüns et Gründler)

Compte rendu des enfants de Bicêtre. (1886, p. 82.)

Adulte opéré à l'âge de 10 ans par M. Spick de Stutgard. Mort à l'âge de 28 ans à la clinique de Tubingue. Guérison de la plaie opératoire en deux mois. Diminution de l'intelligence dès le troisième mois de l'opération ; arrêt de développement et symptôme de cachexie pachydermique de plus en plus accentuée. Il mesurait 1 m. 27. A l'autopsie aucune trace de tissu thyroïdien.

OBSERVATION IV (Küster)

Compte rendu des enfants de Bicêtre, (p. 92)

Garçon de 12 ans, extirpation totale, trois ans après l'opération on note *l'arrêt de la croissance*, la pâleur du teint, un œdème dur des mains et les symptômes de la cachexie pachydermique.

OBSERVATION V (Dr Julliard)

Jeune homme de 17 ans a présenté après l'extirpation totale une grande faiblesse musculaire, de la tristesse, de la taciturnité et un caractère transformé ainsi qu'une apparence extérieure assez semblable à celle du crétin ; ses pieds et ses mains sont bouffis, sa croissance s'est arrêtée ; il paraissait même plus petit qu'avant l'opération.

Maladie de Basedow. — Les rapports de cette maladie et de la sécrétion thyroïdienne sont encore fort discutés. Nous ne donnerons cependant pas ici les raisons qui nous font admettre la nature thyroidienne du goître exophtalmique. Cela nous entraînerait trop loin. Nous rappellerons simplement les travaux de Joffroy, les résultats satisfaisants obtenus chez les basedowiens, avec l'exothyropexie de M. le professeur Poncet, les expériences de Ballet et Enriquez, et dernièrement encore de Georgiewki, produisant sur les animaux, en leur faisant ingérer des corps thyroïdes, la plupart des symptômes de la maladie de Graves : fièvre, tachycardie, excitation nerveuse, perte de poids, chez quelques-uns même une augmentation très sensible du corps thyroïde et un peu d'exophtalmie ; phénomènes que d'ailleurs on peut aussi observer chez les individus à qui on a administré des préparations thyroïdiennes durant un temps trop long ou en trop grande quantité.

Cette théorie pathogénique du goître exophtalmique explique bien les faits que nous voulons mettre en lumière et qu'on comprendrait moins avec la théorie purement nerveuse. Nous les avons empruntés à l'excellent mémoire présenté par le docteur Revillod au congrès des médecins suisses à Lausanne (Suisse romande, 20 août 1895). Il s'agit de troubles trophiques osseux, de déformations du squelette d'osteo et d'arthromalacies, apparaissant chez des sujets ayant plus ou moins le syndrome Basedowien. « Ils présentent dit le docteur Revillod, une flexibilité exagérée des phalanges et des articulations phalangiennes. Le pouce se disloque sur son métacarpien ; les doigts flexibles se renversent sans effort en arrière, formant un demi-cercle avec le dos de la main ; la phalange effilée, amincie, affecte cette forme arquée en arrière que le Pérugin et Raphaël représentent chez leurs saintes vierges. » Ils ont encore très souvent des nodosités très marquées du côté des doigts et le rachis scoliosé et sinueux. On retrouvera une grande partie de ces symptômes dans les observations suivantes empruntées à son travail.

OBSERVATION VI

F..., goître saillant, érectile, exophtalmos prononcé. Palpitations subjectives et objectives. Tremblement. Insomnie. *Craquements osseux à la nuque. Nodosités douloureuses des phalanges.*

OBSERVATION VII

B... Henri, 44 ans, cuisinier.

Gros goître bilobé datant de deux ans. Exophtalmos prononcé. Palpitations. Tremblement des mains. *Thorax déformé. Rachis et côtes sinueux. Sternum enfoncé.*

OBSERVATION VIII

S... Eugénie, 50 ans.

Goître vasculaire. Pas d'exophtalmos. Palpitations, bouffées, de chaleur, tremblement. Réflexes exagérés. Douleur le long des os. *Nodosités des phalanges.*

OBSERVATION IX

W..., vieillard caduc.

Goître gros. Quelques signes pas très nets de maladie de Basedow. Maigreur très prononcée. *Le rachis est scoliosé, couvert de petits ostéophytes.* La nuque est saillante. La *colonne cervicale est fortement hypertrophiée. Les doigts minces, allongés, noueux, sont arqués en arrière.*

OBSERVATION X

G... Elise, 38 ans.

Maladie de Basedow fruste. Pas de goître. Regard brillant, mobile, sans exophtalmie. Palpitations. Tachycardie. Emotivité. Vertiges. Amaigrissement. *Douleurs osseuses. Doigts minces flexibles. Dislocation des pouces.*

OBSERVATION XI

R... Louise, 40 ans, domestique.

Goître vascularisé. Pas de symptômes oculaires. Palpitations fréquentes. Tremblement exaspéré pendant l'examen. Taille élevée, mince, os grêles; les doigts sont minces, longs, souples avec quelques *nodosités* aux articulations phalangiennes.

On trouvera peut-être étrange que la maladie de Basedow, due, d'après nous, à une sécrétion exagérée de la glande thyroïde produise des troubles osseux de même ordre que le crétinisme et l'idiotie myxœdémateuse, qui, comme nous l'avons vu plus haut, sont eux au contraire le résultat de l'atrophie de cette glande.

Kocher donne de ce fait assez curieux l'explication suivante : La sécrétion thyroïdienne, dit-il, est sans doute augmentée, mais elle est en même temps modifiée dans sa composition chimique ; aussi ne peut-elle neutraliser les toxines qui par leur présence amènent des troubles osseux. Nous n'admettons pas cette explication. Pour nous, les troubles survenus dans le développement du squelette chez les basedowiens reconnaissent pour cause l'hypersécrétion seule, sans modification chimique du liquide sécrété. Le squelette ne se développe normalement que lorsque la sécrétion qui préside en quelque sorte à son développement, est normale soit en quantité soit en qualité. On comprend fort bien qu'une sécrétion trop abondante puisse, tout comme une sécrétion insuffisante, amener des troubles trophiques osseux. Notre opinion est d'ailleurs basée sur les dernières communications de Telford Smith, qui a signalé l'existence d'incurvations des os survenues à la suite d'un traitement thyroïdien trop prolongé ou trop abondant.

Tels sont les faits cliniques les plus frappants qui démontrent l'action du corps thyroïde sur le développement du squelette. D'autres faits, moins évidents peut-être, mais aussi plus fréquents, faits d'ailleurs normaux et non pathologiques, viennent encore prouver cette action.

Il est, par exemple, admis par tous les anatomistes (Sappey seul le conteste) que la glande thyroïde est plus volumineuse, toutes proportions gardées, chez l'enfant que chez le vieillard ; qu'elle conserve son volume normal tant que dure la croissance, qu'elle diminue au contraire à l'âge adulte pour être presque entièrement atrophiée chez le vieillard, qui présente, remarque intéressante, des troubles trophiques osseux et quelques signes de myxœdème.

C'est aussi un phénomène très important que l'augmentation de volume du cou que l'on observe chez les femmes enceintes. Le corps thyroïde s'hypertrophie durant la gestation. Ne serait-ce pas pour fournir au fœtus, dont les organes en voie de formation ne peuvent fonctionner, la sécrétion thyroïdienne nécessaire à son accroissement?

BIBLIOTHÈQUE

Les expériences de Trachewski, qui dans le laboratoire de Kocher, a produit le rachitisme chez les fœtus d'animaux en gestation auxquels il avait extirpé le corps thyroïde, ne prouvent-elles pas suffisamment l'action de la glande thyroïde de la mère sur le développement du squelette du fœtus ?

Enfin la croissance exagérée de certains individus pourrait fort bien être attribuée à une sécrétion trop abondante et prouver encore l'action de la thyroïde sur le squelette. C'est là l'avis du docteur Hertoghe, qui s'exprime en ces termes dans une communication faite par lui à la Société royale de médecine de Bruxelles : « On entend dire parfois lorsqu'un enfant grandit trop vite qu'il est maigre à force de grandir. Nous pensons que l'enfant maigrit, non parce qu'il grandit, mais en même temps qu'il grandit, et sous l'empire de la même cause. Cette cause n'est autre, d'après nous, qu'une activité glandulaire thyroïdienne exagérée.

« Nous avons été frappés de voir il y a quelques jours à peine, un jeune homme de 16 ans démesurément grand. La maigreur était extrême. Il avait une exophtalmie très prononcée. Nous avons pu faire la même observation dans plusieurs cas différents. Quelques-uns de ces jeunes sujets avaient, en plus, des palpitations cardiaques très gênantes. Je n'ai pu m'empêcher de réunir ces symptômes, maigreur excessive, croissance exagérée, tachycardie et exophtalmie. »

CHAPITRE II

Expérimentation

Un grand nombre de physiologistes et parmi eux nous citerons, Gley Hofmeister, Eiselsberg, ont essayé, en expérimentant sur des animaux, de démontrer l'action de la glande thyroïde sur le squelette, action que la clinique, nous venons de le voir dans le chapitre précédent, faisait nettement entrevoir. Ils ont tous suivi le même procédé : ils ont enlevé la glande thyroïde à des animaux et étudié les troubles de croissance consécutifs à cette opération.

Ces expériences ne sont pas sans présenter quelque difficulté. Les animaux et principalement les carnivores, les chiens, les chats supportent mal l'extirpation du corps thyroïde. Ils meurent souvent un ou deux jours, quelquefois même trois ou quatre heures après l'intervention, présentant soit de la tétanie, soit des signes d'irritation du système nerveux et musculaire, soit enfin des symptômes d'empoisonnement : dyspnée, apathie, tremblement allant parfois jusqu'à l'épilepsie jacksonnienne, démarche spéciale, titubation, exagération des réflexes rotuliens.

La présence d'une glande thyroïde accessoire, si fréquente chez les animaux, peut être encore une cause d'erreur, en empêchant l'apparition des symptômes, que l'absence de toute sécrétion thyroïdienne aurait sûrement produits. Mais une autopsie bien conduite permet toujours de l'éviter.

Ces difficultés surmontées, que donne l'expérimentation ? Nous n'avons pu, le temps nous faisant défaut, nous livrer nous-mêmes à des recherches expérimentales ; nous n'aurions sans doute fait que rééditer des expériences que d'autres plus autorisés et plus habiles avaient déjà entreprises. Aussi nous contenterons-nous d'exposer ici les résultats de leurs recherches, d'ailleurs peu connues et dont nous avons trouvé peu de traces dans la littérature médicale française.

C'est Gley qui le premier indique d'une façon précise l'existence de troubles de croissance chez les animaux thyroïdectomisés. Il montre à la Société de biologie, en mai 1894, une chèvre à laquelle il avait pratiqué l'ablation de la glande thyroïde à l'âge de six mois et qui à la suite de cette opération avait présenté entre autres phénomènes une petitesse très marquée de la taille.

L'année suivante, Trachewski, dans des expériences que nous avons rapportées (Ch. Ier), démontre l'action de la glande thyroïde de la mère sur le développement du squelette du fœtus en produisant les symptômes de rachitisme chez les fœtus d'animaux en gestation auxquels il avait enlevé le corps thyroïde.

Quelques mois plus tard, Hofmeister étudie, sur les lapins auxquels il enlève la glande thyroïde en laissant les glandes parathyroïdiennes, les modifications surtout histologiques du squelette consécutives à cette extirpation. Il note particulièrement un raccourcissement considérable de l'accroissement des os surtout en longueur, raccourcissement qui ne consiste pas dans une ossification prématurée du cartilage de conjugaison, mais reconnaît au contraire pour cause un retard dans leur ossification. Pour lui, l'arrêt de croissance relève d'une dégénérescence spéciale de ces cartilages, caractérisée par la diminution de la prolifération cellulaire, l'atrophie et même la destruction partielle des cellules, tandis que la substance fondamentale augmente d'épaisseur et subit une transformation fibrillaire et une dilatation vésiculaire de ses cavités. Il remarque en outre que les altérations des cartilages d'accroissement offrent une grande analogie sinon une identité avec celles que l'on observe dans l'affection décrite sous le nom de rachitisme fœtal.

Enfin Eiselsberg, dans un important mémoire publié dans les *Archives de Lanyenbeck*, tome XXXXIX et que nous allons analyser ici, fait une étude expérimentale très complète des troubles du développement du squelette et en particulier de la croissance survenus chez les animaux à la suite de l'extirpation de la thyroïde.

Il a pris de préférence, comme sujet de ses expériences, des herbivores, parce que, comme il le fait remarquer lui-même, les carnivores succombent de bonne heure après l'opération; il a choisi en outre de gros animaux, sur lesquels les modifications apparaissent plus nettement. Ses expériences se divisent en plusieurs séries. Il a d'abord opéré trois agneaux nés en même temps de trois brebis différentes. Deux, les mieux constitués, ont été thyroïdectomisés; le troisième, de beaucoup en retard sur les autres, est choisi comme sujet témoin. Au bout d'un mois ce dernier avait rattrapé les autres en croissance, au bout de six mois il était plus lourd que les deux autres réunis ; c'est ainsi qu'il pesait 35 kilog. alors qu'un des moutons opérés (n° 1) n'en pesait que 10 et l'autre (n° 2) en pesait seulement 14; à l'autopsie, alors que ce même animal témoin avait comme longueur de fémur 17 cm. 5 et de tibia 24 cm., le fémur du mouton n° 2 mesurait à peine 11,5 et le tibia 17, et le fémur du mouton n° 1, mort, il est vrai, huit mois avant, atteignait à peine 10,5 et le tibia 15 c. m. 5.

Il s'est ensuite adressé à des chevreaux. Dans une première série d'expériences, il a enlevé le corps thyroïde de deux chevreaux de la même portée sans prendre de sujet témoin. L'un des deux animaux a présenté des symptômes identiques à ceux des moutons qui avaient fait l'objet des premières expériences. L'autre, au contraire, s'est développé en un vigoureux bouc, qui au bout de trois mois était deux fois plus gros que son frère ; phénomène que l'autopsie, en démontrant chez lui l'existence d'une thyroïde supplémentaire, a facilement expliqué ; ce cas a de plus prouvé très nettement l'action de la glande thyroïde sur le développement, puisque cette glande accessoire hypertrophiée avait empêché l'apparition des symptômes que l'on observait chez le chevreau privé de toute sécrétion thyroïdienne. Dans une seconde série d'expériences il a de nouveau tyroïdectomisé deux chevreaux (un mâle et une femelle), et observé les mêmes troubles de croissance que chez les moutons.

Nous rapportons ici les observations résumées de tous ces animaux, indiquant seulement parmi les symptômes qu'ils ont présentés, ceux-là seuls qui se rattachent au sujet de notre thèse.

EXPÉRIENCES FAITES SUR DES MOUTONS

Mouton opéré n°1. — Deux symptômes surtout frappent lorsque l'on considère l'animal. Ce sont : un grand arrêt de développement et les modifications de la vie psychique. L'aspect général de l'animal rappelle l'idiotie apathique du crétin. Le crâne est petit, les cornes rudimentaires. On essaye comme moyen curatif la greffe du corps thyroïde ; mais l'animal meurt deux jours plus tard. *Autopsie :* On ne trouve aucun reste de corps thyroïde, ni de corps accessoires. Le tableau suivant donne quelques mesures comparées du squelette de l'opéré et de l'animal témoin qui vécut environ huit mois après le premier.

	animal témoin	mouton n° 1
Longueur de la tête	23 cent.	17 cent.
Humérus	17	8,5
Radius	17,5.	10,5
Métacarpe	13,5	10
Fémur	17,5.	10,5
Tibia	24	15,5
Métatarse	19	10

Mouton opéré n°2. — Sur cet animal les symptômes sont absolument analogues à ceux décrits chez le précédent. On essaie une greffe qui ne réussit pas. L'animal reste petit et malgré une riche alimentation ne gagne que quelques kilos. L'animal est sacrifié. *Autopsie :* Aucun reste de corps thyroïde ; pas de corps accessoire. Il n'existe plus aucune trace de la greffe. Le tableau suivant donne les principales mesures comparées de l'opéré et de l'animal témoin.

	animal témoin	mouton opéré n° 2
Longueur de la tête	23 cent.	18,5
Humérus	17	10
Radius	17,5.	11
Métacarpe	13,5.	11
Fémur	17,5.	11,5
Tibia	24	17
Métatarse.	19	10,5

EXPÉRIENCES FAITES SUR DES CHEVREAUX

Chevreau chez lequel on observait les plus graves troubles de croissance (première série d'expériences).

Crâne large, front peu développé. Croissance en longueur peu diminuée. L'animal rappelle par son aspect le mouton n° 1. Mort huit mois après opération. *Autopsie :* Absence complète de corps thyroïde et de glandes accessoires. Synchondrose de la base du crâne.

Second chevreau opéré (première série d'expériences). — Ni troubles de croissance, ni idiotie. L'animal devint un solide bouc, qui à un an pesait 25 kilos. *Autopsie :* A côté de la trachée, à 22 cent. environ du point où quelques ligatures indiquaient l'emplacement de la glande enlevée, on trouvait une glande accessoire atteignant environ le volume de la moitié d'une glande adulte. Elle pesait 1 gr. 6 et à l'examen microscopique elle présente tous les caractères de la thyroïde, avec des bourgeons en forme de papilles très développées.

Deuxième série d'expériences. — Une chèvre et un chevreau opérés. La petite chèvre opérée pèse 9 kilos 1/2. Le chevreau opéré 10 et l'animal témoin 20. Cela deux mois après l'opération. Les mensurations donnent les résultats suivants.

	animal témoin	bouc opéré	chèvre opérée
Longueur totale de la tête	20,7	16,8	16,2
Radius	15,7	10	9
Métacarpe	15	11,5	11
Fémur	17	11	10
Tibia	19	13	12,3

Les épiphyses du fémur de la jeune chèvre sont coupées sagittalement et voici ce que l'on trouve : lignes épiphysaires larges de 8 millim. nettement limitées tranchant en bleu sur le cartilage. Sur le parcours de ces lignes pas de ramollissement. Les travées directrices d'ossification sont déjà ébauchées. En un seul point apparence de ramollissement, mais sans empiètement dans la substance fondamentale.

Le dessin ci-après tiré du travail d'Eiselsberg etc., que nous devons à la plume de notre excellent ami le docteur Thollon, fera encore mieux voir les effets produits par l'extirpation de la glande thyroïde chez les animaux. Il représente les boucs de la deuxième série d'expériences.

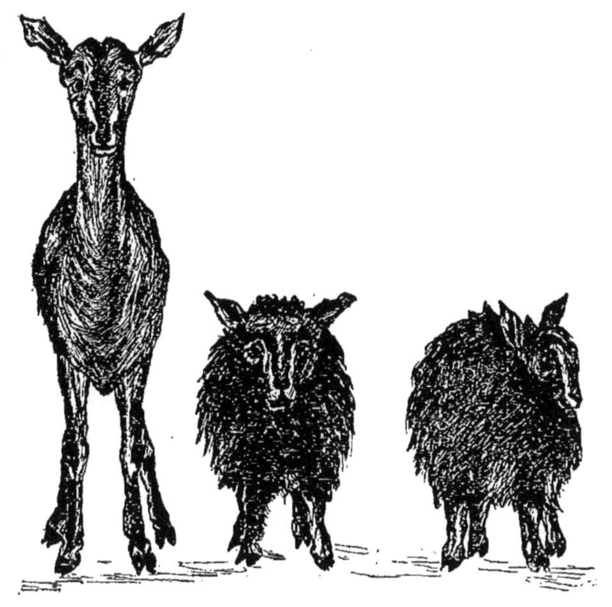

Animal témoin   Bouc opéré   Chèvre opérée

CHAPITRE III

Influence du traitement thyroïdien sur la croissance

Se basant sur les remarques cliniques et les recherches expérimentales que nous venons d'exposer, sur les résultats intéressants obtenus par l'organothérapie dans ces dernières années, quelques médecins ont eu l'idée ingénieuse d'introduire dans l'organisme par des voies diverses le produit de la sécrétion thyroïdienne de certains animaux, dans le but de combattre les arrêts de développement occasionnés par les troubles de la fonction thyroïdienne et de produire ainsi chez ces nains une augmentation notable de la taille.

Déjà, avant eux, plusieurs cliniciens, Robin, Voisin en France, Telfort Smith, Railton, Wallis, Gibson en Angleterre, avaient fait ingérer du corps thyroïde à des idiots myxœdémateux pour amener la disparition des signes de myxœdème ; ils avaient remarqué, entre autres phénomènes, une augmentation sensible de la taille, qu'ils avaient consignée dans leurs observations, sans toutefois trop y insister. C'est vraiment à Hertoghe, Bourneville, aux médecins suisses Revillod, Morin et Combes, aux anglais Parker, Paterson, etc... que revient l'honneur d'avoir les premiers indiqué d'une façon précise l'influence considérable que le traitement thyroïdien avait sur le développement du squelette.

Ils se sont principalement adressés dans leurs essais thérapeutiques aux individus dont l'arrêt de croissance reconnaissait pour cause un trouble dans la fonction de la glande thyroïde, aux idiots myxœdémateux et aux crétins endémiques. Bourneville et Hertoghe ont cependant essayé le traitement thyroïdien sur certains sujets dont l'arrêt de développement avait une tout autre origine (albuminurie, rachitisme, hypérazoturie, etc.) et nous avons même pu recueillir une observation d'acromégalie améliorée par l'ingestion de thyroïdine.

Le traitement thyroïdien n'a pas, il est vrai, réussi dans tous les cas où il a été employé. Il n'a produit des résultats vraiment remarquables que lorsqu'on s'est adressé à des sujets jeunes, dont les cartilages de conjugaison étaient encore en voie de prolifération ; mais lorsque, au contraire, la croissance approchait de sa fin, que les diaphyses et les épiphyses étaient presque soudées, on n'a obtenu qu'une augmentation de la taille d'importance minime. De plus, tous les malades n'ont pas supporté facilement ce traitement, qui a amené chez quelques-uns un amaigrissement assez prononcé et des troubles nerveux assez intenses pour nécessiter la cessation immédiate de toute médication.

Nous avons pu cependant rassembler un assez grand nombre d'observations, où les résultats obtenus ont été très satisfaisants, et viennent ajouter de nouvelles preuves de l'action de la thyroïde sur le développement osseux à celles que nous avons données dans les chapitres I et II.

Nous allons les rapporter ici, et les analyser en suivant l'ordre ci-après :

Résultats obtenus par le traitement thyroïdien :

1° Chez les idiots myxœdémateux ;

2° Chez les crétins goîtreux ;

3° Chez les acromégaliques ;

4° Chez ceux dont l'arrêt de croissance n'est pas d'origine thyroïdienne.

1° *Idiots myxœdémateux.* — C'est surtout chez ces derniers que les résultats auxquels l'on est arrivé sont les plus frappants. L'accroissement de la taille sous l'influence de l'ingestion de quantité souvent assez faible de prépations thyroïdiennes a été considérable. Les quelques exemples suivants choisis parmi tous ceux que nous avons pu réunir, fixeront mieux les idées :

(Obs. XVI Raillon) X... 14 ans grandit de 4 pouces en moins d'un an
(Obs. XXVII Combes) X... 2 ans — 11 cent. en 6 mois.
(Obs. XXVIII Combes) X... 4 ans — 20 cent. en 13 mois.
(Obs. XVIII Hertoghe) A... 14 ans — 18 cent. en 189 jours.
(Obs. XX Hertoghe) C... 6 ans — 9 cent. en 105 jours.
(Obs. XXIX Bourneville) Gangl M. 20 ans grandit de 12 cent. en 10 mois.
(Obs. XXXII —) Kr. Alin 4 ans 1/2 grandit de 7 cent en 5 mois.
(Obs. XXXIV —) Drie E. 11 ans 8 mois grandit de 9 c. en 10 mois.

Quelques auteurs, il est vrai, ont prétendu que c'étaient là des résultats peu probants : car, disent-ils, on n'a pris que des individus jeunes, dont la croissance n'était pas encore achevée, et qui pouvaient par conséquent grandir sous l'influence d'une cause stimulante quelconque, l'exercice par exemple, sans que pour cela le traitement thyroïdien ait eu une action spécifique.

Nous croyons que l'analyse consciencieuse des observations suffit à démontrer l'inanité de cette objection. Dans beaucoup des cas que nous avons réunis, la croissance s'était arrêtée depuis plusieurs années ou bien était excessivement faible, malgré une excellente alimentation et un exercice approprié ; le traitement thyroïdien seul a pu produire un accroissement de la taille très rapide et très prononcé, atteignant jusqu'à 16 cent. en un an. C'est ainsi que dans l'observation de Robin la taille de l'enfant s'était allongée en 4 mois plus que pendant 7 ans dans son état antérieur. Combes a présenté un enfant de 4 ans qui n'avait pas grandi depuis l'âge de 8 mois et qui en 13 mois de traitement a gagné 20 cent., G. Murrel un autre enfant qui en 8 mois avait grandi seulement de 6 pouces et qui en 10 mois grandit de 4 pouces. Gangl. (Marie) (*obs. XXIX*, Bourneville) qui d'août 1894 à mai 1895 a mesuré constamment 0 m. 89, croît en 11 mois de 12 cent. ; Wathi (Augustine), (*obs. XXX*) qui n'a pas grandi, d'un cent. de mai 1889 à janvier 1895 gagne 6 cent. en 11 mois. Carl. (*obs. XXXIII*) qui grandit seulement de 13 cent. en 3 ans, grandit de 5 en 5 mois, et cela sous l'influence de la thyroïdine. Enfin, nous citerons le malade de Jaunin qui depuis longtemps ne grandissait plus, et qui sous l'action du traitement thyroïdien a grandi de 27 cent. en 2 ans ; fait remarquable alors que l'accroissement moyen de cet âge est de 5 à 6 cent. par an, il a été chez lui de 16 cent. pendant la dernière année. Ces exemples ne suffisent-ils pas amplement pour prouver l'action vraiment spécifique de la médication thyroïdienne sur la croissance, et peut-il y avoir encore de discussion sur ce sujet ? Nous ne le croyons pas ; la lecture des observations suivantes fera, nous en sommes persuadé, disparaître toute hésitation.

OBSERVATION XII (Robin. *Lyon Médical*, 7 mai 1892).

Enfant âgé de 7 ans, présentant tous les symptômes de l'idiotie myxœdémateuse. Nanisme. Rachitisme. Traité par des injections de suc thyroïdien de mouton. Disparition rapide des phénomènes d'idiotie myxœdémateuse. Quant à la taille *en quatre mois elle s'est allongée plus que pendant sept ans dans son état antérieur.*

OBSERVATION XIII (Gibson. (*British M. J.*, 14 janv. 1893

Enfant, crétin sporadique. Mesure 30 pouces à l'âge de 6 ans. A cette époque (1892) 2 lobes de thyroïde d'un agneau sont introduits dans la gaîne du pectoral droit. En mars 1893 il mesure 31 pouces 1/2 accusant ainsi un gain de 1 pouce 1/2. En mai 1893 on fait une nouvelle greffe au niveau de l'abdomen. Sous l'influence de cette greffe en septembre 1893, l'enfant a atteint 32 pouces 2/3 soit un gain de 2 pouces en cette dernière année.

OBSERVATION XIV (*Wallis. The Lancet*, novembre 1894)

Garçon âgé de 9 ans 1/2. Taille 0,85. Son épine dorsale est infléchie dans le sens antéro-postérieur à la réunion des vertèbres cervicales et dorsales. Les jambes sont arquées. Il présente les autres signes de l'idiotie myxœdémateuse. Pas de corps thyroïde à la palpation. On commence le traitement le 8 juin 1894. En 4 mois le malade grandit de $0^{m}0425$.

OBSERVATION XV (Telford Smith. *Brit. M. J.* 1894, p. 1178)

D. B... Taille environ 5 pieds 6 pouces. Né le 24 juin 1884. Crétin sporadique. Absence de glande thyroïde, traitement thyroïdien commencé le 27 mars 1893. Le 16 février 1894 le malade est devenu plus grand.

OBSERVATION XVI (Railton. *Brit. M. J.* 1894, p. 1178)

G. B..., âgé de 14 ans. Crétin sporadique, pas de thyroïde. taille 33 pouces. On commence le traitement au mois d'avril 1893. En mars 1894 sa taille atteignait 37 pouces : donc l'accroissement de la taille avait été de 4 pouces en moins d'un an.

OBSERVATION XVII. (Le Breton. *Soc. Méd. des hôp.* janv. 1895)

C.. Gustave, âgé de 13 ans se présente en mars 1893 à l'hôpital des enfants malades. Il a actuellement le type complet du myxœdémateux. Pas de corps thyroïde. Il est soumis au traitement thyroïdien et sous son influence, il a beaucoup grandi et gagne peu à peu la taille d'un enfant de son âge.

Les huit observations suivantes appartiennent au docteur Hertoghe d'Anvers (*Bulletin de l'Académie royale de médecine de Belgique.* T. IX, 1895.)

OBSERVATION XVIII

A... âgé, de 14 ans, mesure 0,74 taille d'un enfant de 18 mois. Fontanelle antérieure largement béante. Tous les autres signes physiques ou intellectuels de l'idiotie myxœdémateuse. Le traitement thyroïdien est institué à partir du 7 mai 1895. Le 12 novembre il mesure 0,92 soit un gain total de 0,18 cent. en 189 jours.

ORSERVATION XIX

B..., d'A..., âgé de 18 ans. Idiotie myxœdémateuse. Mesure 0,77 cent. 1/2. Les membres sont rachitiques. Pied bot commençant à gauche, ne marche pas. Traitement commencé le 21 juin 1895. Le 20 septembre, soit après 91 jours d'ingestion thyroïdienne, l'enfant mesure 0,82. Gain de taille 0,045.

OBSERVATION XX

C..., de B..., âgée de 6 ans. Idiotie myxœdémateuse, mesure couchée 0,705. Traitement commencé le 22 juin 1895. Le 5 octobre, 105 jours après le début du traitement, elle mesure 0,795. Gain : 0,09.

OBSERVATION XXI

D..., d'I..., agée de 18 ans. Idiotie myxœdémateuse, mesure debout 0,952, taille d'un enfant de 3 ans. Début du taitement, 21 mai 1895. Le 14 novembre 1895, malgré une interruption de 3 semaines de la médication thyroïdienne la taille s'élève à 1,015. Gain total : 0,063.

OBSERVATION XXII et XXIII

Henri... et Joseph..., d'A .., deux frères âgés le premier de 19 ans, le second de 18. Tous les deux présentent les signes du myxœdème congénital. Henri mesure 1,130 et Joseph 1,095. Le traitement est commencé le 18 août 1894. Mesurés le 8 octobre 1895, après 416 jours de traitement, Henri atteint 1,262 et Joseph 1,205. Soit un gain pour Henri de 0,132 et pour Joseph de 0,11.

OBSERVATION XXIV

G..., âgée de 20 ans. Le myxœdème a apparu tardivement vers la septième année. Elle mesure 1m,215, le 8 octobre 1894, jour du début de son traitement ; le 26 septembre, 352 jours après, elle mesurait 1m,297; soit un gain de 0,082.

OBSERVATION XXV

H..., âgée de 27 ans. Il mesure 1,37. Il n'a plus grandi depuis sa douzième année. L'ingestion thyroïdienne commence le 21 avril 1895 ; le 29 octobre 1895 il mesure 1m.395 ; gain en 185 jours : 0,025.

OBSERVATION XXVI

I..., de Merxen (Anvers), âgé de 18 ans ; il mesure $1^{m},536$. Il prend le suc thyroïdien à partir du 26 avril 1895. Le 22 novembre la taille s'élève à 1,578, Gain total $0^{m},042$ en 210 jours.

OBSERVATION XXVII (Combe, Suisse romande, 1895, p. 254)

Enfant de 2 ans présentant tous les signes de l'idiotie myxœdémateuse. Elle mesure 0,68 cent. Pas de corps thyroïde. Traitement thyroïdien pendant six mois. Elle a grandi de 0,11 cent. Elle a toutes ses dents et marche en donnant la main.

OBSERVATION XXVIII (Combe. Ibidem)

Fillette de 4 ans. Idiotie myxœdémateuse. Absence de corps thyroïde. Elle mesure 0,69 cent. et si l'on fait abstraction de la tête, le corps est resté tel qu'il était à deux mois ; depuis cet âge il n'a pas grandi, il s'est seulement élargi. Traitement thyroïdien. Elle a grandi en 13 mois de 20 cent. Elle a toutes ses dents et marche seule.

OBSERVATION XXIX (Bourneville, *Archives de Neurologie*, janvier 1896. *Société de Biologie*, janvier 1896. Boullenger, th. Paris, juillet 1896).

Gangl... Marie, née à Nancy le 6 mai 1876, entre le 10 août 1894 à la Fondation Vallée. Idiotie myxœdémateuse. Pas de traces de glande thyroïde. Rachitisme. La taille a été de 0,89 cent. depuis le mois de janvier 1894 au mois de mai 1895, date du début du traitement thyroïdien. En mai 1896 elle a atteint 1,010. Malgré une interruption de traitement. Gain total = 0,12 cent.

OBSERVATION XXX (Ibidem)

Wath. Augustine, né le 7 décembre 1875, idiotie myxœdémateuse. Absence probable de la glande thyroïde. Rachitisme. En 1890 on essaye une greffe thyroïdienne qui ne réussit pas. En 1893 on lui donne un julep avec extrait de glande thyroïde et on lui fait des injections sous-cutanées de liquide thyroïdien. Résultats négatifs. Enfin en mai 1895 on lui donne de la glande thyroïde par la voie stomacale. Sa taille qui de mai 1889 à mai 1895 n'avait pas dépassé 0,88 cent. a atteint, malgré une suspension du traitement de trois mois, 0,96 cent. Gain total = 0,08.

OBSERVATION XXXI (ibid.)

Borj... Lucie, née le 14 décembre 1892. Idiotie myxœdémateuse. Il n'est pas possible de percevoir de glande thyroïde par la palpation la plus minutieuse. Quelques signes de rachitisme. Début du traitement 18 janvier 1896. Elle mesure alors 0,655. Cinq mois après elle mesurait 0,750. Gain total = 0,095.

OBSERVATION XXXII (ibid.)

Kram... Aline, née le 15 juillet 1891, 4 ans 1/2. Idiotie myxœdémateuse. Pas de glande thyroïde à la palpation. Début du traitement 18 janvier 1896, taille à ce moment 0,70 cent. Cinq mois après 0,77. = Gain 0,07.

OBSERVATION XXXIII (Ibid.)

Carl... Lucie, âgée de 8 ans. Idiotie idiopathique congénitale, obésité. De janvier 1893 à janvier 1896, sa taille a augmenté de 0,13 cent. Elle est au début du traitement (janvier 1896) de 1,27. Le 26 juin 1896, elle mesure 1,32. Gain = 0,05 cent. en cinq mois.

OBSERVATION XXXIV (Ibid.)

Drie... Emma, née le 15 avril 1884. Imbécillité prononcée. Macrocéphalie, obésité. On sent mal le corps thyroïde. Début du traitement le 23 juillet 1895 ; elle mesure alors 1,08. De janvier 1894 à juillet 1895 elle n'avait crû que de 1 cent. Sous l'influence du traitement thyroïdien, elle a atteint le 20 juin 1896 1,165. Gain = total 0,085 ; en 11 mois.

OBSERVATION XXXV (Ibid.)

Thom... Marie-Emilie, née le 13 avril 1884. Idiotie, épilepsie, obésité. Le corps thyroïde est difficilement appréciable. La taille ne s'est accrue que de 3 cent. de septembre 1893 à janvier 1895, et elle est restée stationnaire de janvier 1895 jusqu'au début du traitement (juillet 1895). Elle mesure alors 1 m. 20 c. Sous l'action de la thyroïdienne, elle atteint 1,26 en mai 1896. Gain total = 0,06 en dix mois.

OBSERVATION XXXVII (Ibid.)

Patr... Marie-Augustine, née le 9 janvier 1881. Imbécillité, obésité. Corps thyroïde perceptible, mais peu volumineux. Début du traitement, janvier 1896 ; taille à ce moment 1,36. Le 27 juin elle atteint 1,39. Gain total =0,03 cent. en cinq mois.

OBSERVATION XXXVII (Ibid.)

Deb... Jules, âgé de 30 ans. Idiotie myxœdémateuse, pas de corps thyroïde. La taille s'est accrue de 2 cent 1/2, moins que chez les autres, ce qu'explique son âge déjà avancé ; cependant ce résultat est d'autant plus intéressant, que, si on jette un coup d'œil sur le tableau de sa taille de janvier 1890 à janvier 1895, on remarque que durant cette période de cinq ans la taille ne s'est accrue que de 2 cent 1/2. Or c'est là justement l'accroissement qui s'est produit non plus en cinq ans, mais en quatre mois sous l'influence de l'ingestion thyroïdienne.

OBSERVATION XXXVIII (Jaunin, Suisse romande, 20 janvier 1896)

K... âgé de 16 ans 1/2. Taille 1,135. Tous les signes d'un myxœdémateux. Cependant il est assez intelligent. On ne sent pas de glande thyroïde; un examen fréquemment répété a

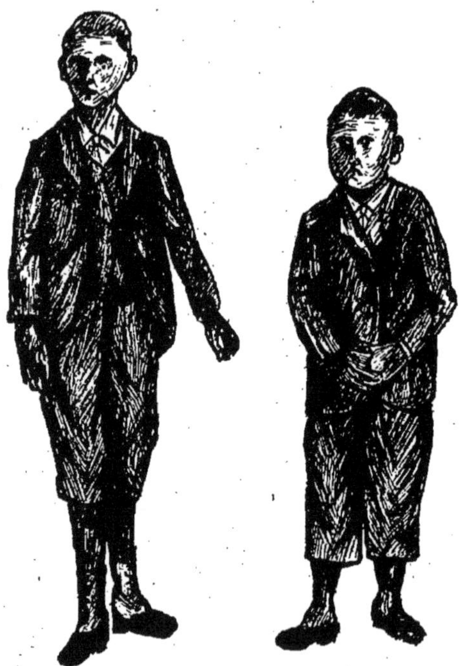

K.. 18 ans 1/2 avant le traitement (taille 1m405.) Dessin emprunté.

K... 16 ans 1/2 avant le traitement (taille 1m135.) Obs. du Dr Daunin.

toujours donné le même résultat. Depuis longtemps, il ne grandit plus que d'une quantité insignifiante, n'atteignant pas un centimètre par an. Le traitement thyroïdien est commencé le 3 novembre 1893. Le nain grandit à vu d'œil, le 28 août 1894 il atteint 1,198 et le 17 août 1895, 1,356. Ainsi tandis que l'accroissement moyen à cet âge est de 5 à 6 centimètres par année, il est dans ce cas de 16 centimètres, abstraction faite des neuf premiers mois pendant lesquels la taille s'était accrue de 0,063. Le 26 novembre 1895, sa taille atteignait 1,405. L'accroissement total a donc été en deux ans de 27 centimètres.

Nous citerons encore les observations de Regis en France, Schmidt, Heubner en Allemagne Thompson, Murray, Murrell, Parker en Angleterre, Hoch et Kassowitz en Autriche et de Rehn, qui a présenté au Congrès allemand de médecine interne, deux enfants qui avaient grandi en trois ans l'un de 31 centimètres l'autre de 28.

Le traitement thyroïdien fait non-seulement grandir, mais il fait encore disparaître les troubles osseux, les signes de rachitisme qui sont aussi l'apanage des idiots myxœdémateux. C'est ce que prouvent les deux cas suivants dus à Gordon Paterson et à John Hellier. Il s'agit de deux enfants, crétins sporadiques, âgés l'un de 11 mois l'autre de 2 ans, qui sous l'influence du suc thyroïdien ont vu, en même temps que leur taille s'accroître, leurs déformations osseuses disparaître ou s'atténuer, leurs fontanelles antérieures se souder. Voici leurs observations résumées :

OBSERVATION XXXIX (Gordon Paterson, *The Lancet* novembre 1894)

Garçon âgé de 11 mois. A 9 mois il mesurait 0,625. Idiot myxœdémateux ; pas de corps thyroïde. Tête large. Fontanelle antérieure très ouverte. Les tibias forment une courbure antérieure, cyphose. Après 5 mois de traitement thyroïdien, les fontanelles sont fermées sauf l'antérieure, qui est très peu ouverte. Après 8 mois l'enfant peut se tenir debout et essaye de marcher.

OBSERVATION XL (John Hellier. Ibid)

Enfant âgé de 2 ans 4 mois. Les fontanelles sont ouvertes, les côtes bosselées, épiphyses renflées, les tibias et les péronés courbés. Il ne peut ni se tenir debout, ni s'asseoir, ni ramper. Pas de corps thyroïde appréciable Début du traitement le 3 février 1892. Le 17 mars les renflements épiphysaires sont moins marqués ; le 4 mai il n'y a plus de renflement anormal, Le 23 juin les fontanelles sont fermées, l'enfant est plus grand.

2° *Crétins endémiques avec goître.* — On a peu essayé l'influence de l'organothérapie thyroïdienne sur les crétins avec goître. Gaide (thèse Bordeaux 1894) a bien, sur les conseils du docteur Régis, donné du corps thyroïde à un assez grand nombre de crétins, mais dans le seul but d'amener une amélioration de leur état intellectuel. Il n'a d'ailleurs traité que des sujets déjà âgés, dont la croissance était à peu près terminée ; aussi n'a-t-il observé aucun phénomène du côté de la taille. Nous n'avons pu trouver qu'une seule observation où le traitement thyroïdien donné chez un crétin goîtreux ait produit des améliorations du côté du développement. C'est l'histoire d'une crétine erdémique âgée de 18 ans, et qui a grandi de 3 pouces 1/2 sous l'influence de la thyroïdine en même temps que ses troubles trophiques osseux disparaissaient. L'observation appartient à Parker. La voici résumée.

OBSERVATION XLI (Parker. *Brit. med. Journal,* février 1896)

Lizzie P... née le 20 nov. 1877. Enfant elle eut des renflements claviculaires, ne put marcher qu'après 6 ou 7 ans. A 8 ans un goître apparut, mais il ne prit un développement considérable qu'à 17 ans ; à cet âge, elle ne pouvait se tenir debout ; sa tête était large et présentait une arête proéminente dans la région occipitale ; les os du nez faisaient défaut. Elle présentait un large goître dont le lobe droit était plus considérable. Lordose au niveau de l'abdomen. La hauteur était de 0,825. Tous les autres signes du crétinisme. On commence le traitement thyroïdien le 15 octobre 1895 ; 3 semaines après le goître diminue, 7 semaines après elle a grandi de 1 pouce 1/2. En février 1896, elle peut marcher dans la chambre en s'appuyant un peu. Au mois d'avril 1896, sa tête est devenue plus petite, et la proéminence occipitale a disparu ; le nez présente un petit os ; le goître est très réduit, le lobe droit est tout petit, la lordose a disparu ; elle peut se tenir debout et marcher. Elle a grandi de 3 pouces 1/2.

3° *Acromégaliques.*— Il paraîtra peut-être étrange que la glande thyroïde ait pu produire de l'amélioration chez un acromégalique. La lésion anatomique cause de cette maladie est encore inconnue ; on admet cependant depuis les recherches de Marie, Tambourini, etc., que c'est probablement l'hypophyse qui, troublée dans ses fonctions, produit les déformations si caractéristiques de cette affection. Or l'hypophyse, l'ovaire, le thymus, la thyroïde son fonctionnellement unis d'une façon intime ; ces glandes président toutes au développement ; et elles peuvent, comme le démontrent en particulier les récentes expériences d'Hofmeister, se suppléer l'une l'autre. C'est ce qui explique le succès obtenu par Brüns avec le traitement thyroïdien chez une femme atteinte d'acromégalie. Nous donnons en peu de mots son observation :

OSERVATION XLII (Brüns. *Semaine médicale* 1er janvier 1896)

Femme de 24 ans, atteinte d'acromégalie typique, très manifeste à la face, aux mains et aux pieds, et qui présentait des troubles nerveux fort pénibles. Il existait aussi un certain degré d'hypertrophie du corps thyroïde. Le traitement thyroïdien eut pour effet de faire disparaître tous les symptômes nerveux, et en outre, de diminuer le volume des doigts au point que la patiente put de nouveau ôter et remettre facilement sa bague, se livrer aux travaux manuels même les plus délicats ; ce dont elle était depuis longtemps déjà absolument incapable. L'abus des tablettes d'extrait thyroïdien, ayant amené de la tachycardie et de l'anémie on fut obligé de suspendre le traitement.

4° *Enfants dont l'arrêt de croissance n'est pas d'origine thyroïdienne.*

L'augmentation de la taille produite par la médication tyroïdienne est chez ces derniers peu considérable dans les observations que nous avons réunies et qui appartiennent toutes soit à Bourneville soit à Hertoghe. Ceux qui ont le plus grandi ont à peine gagné 3 cent. dans l'espace de 4 à 5 mois.

Delc.... (Observ. LVIII) 3 cent. en 5 mois
Gautr... (Observ. LIX) 3 cent. 1/2 en 5 mois.
S......... (Observ. XLIII) 3 cent. en 124 jours.

Les autres ont seulement grandi de 8 mm. en 2 mois, chiffre qui prouve peu, car les mensurations sont si difficiles à prendre exactement que cette différence de quelques millimètres peut passer pour une erreur. Bertillon, dans ses mensurations anthropométriques, admet pour la taille une erreur possible d'un centimètre.

Il ne faut pas croire cependant que le suc thyroïdien n'a exercé aucune action sur ces enfants dont la croissance s'était arrêtée sous l'influence soit de l'albuminurie, soit du rachitisme, ou de toute autre cause. Le plus grand nombre d'entre eux avait cessé de grandir depuis une ou deux années ; sous l'action de la thyroïdine, ils ont gagné quelques centimètres. L'observation XLIII d'Hertoghe prouve encore d'une manière irrécusable cette influence du traitement thyroïdien. S... avait cessé de grandir. Soumis à la médication thyroïdienne pendant 114 jours, il gagne 0,029 mm. On cesse le traitement pendant 48 jours, il grandit à peine d'un millimètre. Le traitement est recommencé pendant 20 jours et après cette courte période S... accuse un nouvean gain de 0,004.

Mais, et cela se comprend fort bien, la thyroïdine ne peut avoir ici une action spécifique comme chez les idiots myxœdémateux ou les crétins. Elle agit dans ce cas à la façon d'un médicament palliatif ; elle ne combat pas la cause directe de l'arrêt de croissance ; elle en diminue simplement les effets. Cette cause persiste toujours, et par suite exerce toujours son action inhibitrice sur le développement.

Nous croyons utile de rapporter ici quelques-unes des observations d'Hertoghe et de Bourneville.

OBSERVATION XLIII (observations d'Hertoghe, bulletin de l'Académie de Belgique, t. IX)

S.., âgé de 17 ans. Quantité d'albumine assez forte dans les urines. Il a une petite taille; il est notablement inférieur à ses compagnons de classe. Il mesure 1m. 548. La thyroïdine est administrée pendant 114 jours. La taille atteint 1,574. Gain = 0,029). Cessation du traitement pendant 48 jours. La taille augmente d'un millimètre seulement. L'administration du remède est recommencée pendant vingt jours. La croissance reprend avec vigueur et monte à 1,579 (gain total = 0,031)

OBSERVATION XLIV (Ibid.)

C..., de Gand, âgé de 11 ans. Il est très petit; il présente le type rachitique à un degré très prononcé. Il mesure 1,092, taille d'un enfant de 4 ans. L'administration du suc thyroïdien commence le 27 avril de l'année 1895. Le 12 septembre il mesure 1,120. Gain total = 0,028 en 138 jours.

OBSERVATION XLV (Ibid.)

Mlle M..., de Gand, âgée de 18 ans. Elle mesure 1,215. Elle présente les courbures tibiales et fémorales du rachitisme. Le suc thyroïdien est administré à partir du 21 février 1895. Cette enfant, qui n'avait plus grandi depuis sa septième année, atteint, le 15 novembre 1895, 1,250. Gain total = 0,035.

OBSERVATION XLVI (Ibid.)

Mlle X..., âgée de 14 ans 1/2 ; elle est sujette à des habitudes d'onanisme ; elle est petite, elle mesure 1,39. Il y a longtemps qu'elle a cessé de grandir. Suc thyroïdien administré à partir du 13 mai 1895. Le 27 juillet 1895, elle mesure 1,401. Gain total = 0,011.

OBSERVATION XLVII (Ibid)

Mlle M..., âgée de 7 ans. La croissance semble s'être arrêtée. Elle mesure 1,044. Ingestions thyroïdiennes à partir du 25 juin 1895. Mensuration du 3 août 1895 = 1,051.

OBSERVATION XLVIII (Ibid.)

G. C..., 10 ans. Taille 1,19. Début du traitement : 10 août 1895. Le 23 octobre, il a gagné 0,025.

OBSERVATION XLIX (Ibid.)

F. M..., 19 ans. Taille 1,543. Hyperazoturie. Début du traitement : 27 juillet 1895. Le 17 août, il mesure 1,557. Gain = 0,014. La croissance continue.

OBSERVATION L (Ibid.)

J. D..., 18 ans. Taille 1,507. Début du traitement, 20 septembre 1895. Le 7 novembre, la taille a gagné 0,008.

OBSERVATION LI (Ibid.)

J. S..., 19 ans. Taille 1,412. Hyperazoturie. Début du traitement : 4 septembre 1895. Le 22 novembre, la taille a gagné 0,008.

OBSERVATION LII (Ibid.)

Louis G..., 7 ans. Taille 0,958. Début du traitement : 8 août 1895. Le 6 octobre, il atteint 0,966.

OBSERVATION LIII (Ibid.)

Philomène G..., 21 ans. Taille 1,256. Début du traitement : 8 août 1895. Le 6 octobre, il atteint 1,260.

OBSERVATION LIV (Ibid.)

L. B..., 24 ans. Taille 1,367 ; soumise au traitement, n'en subit au début aucun effet. Puis en trois mois grandit d'un centimètre.

OBSERVATION LV (Observations de Bourneville)

Barb... Louise, 15 ans. Hystérie. Taille 1,43 au début du traitement (18 février 1896). Le 26 juin elle mesure 1,435. Gain = 0,005.

OBSERVATION LVI (Ibid.)

Cro... Georges, 23 ans. Arriération ; arrêt de développement. Taille 1,45. Début du traitement, janvier 1896. Le 24 juin, il atteint 1,460. Gain = 0,01. L'accroissement avait été nul en 1894 et 1895.

OBSERVATION LVII (Ibid.)

Quem... Emile, 18 ans. imbécilité. Taille 1,325. Début du traitement : février 1896. Le 24 juin, il mesure 1,350. Gain = 0,025 en cinq mois.

OBSERVATION LVIII (Ibid.)

Delc... Léandre, 23 ans; imbécilité, onanisme. Taille 1,425. Il n'a grandi de 1893 à 1895 que d'un centimètre. Début du traitement: janvier 1896. La mensuration du 24 juin donne 1,455. Gain = 0,03.

OBSERVATION LIX (Ibid.)

Gautr... Louis, 24 ans, imbécilité prononcée ; microcéphalie. Taille 1,40. Début du traitement: 1er février 1896. Augmentation de la taille au 24 juin = 0,035.

CHAPITRE IV

Pathogénie

On a donné du rôle du corps thyroïde, de la pathogénie de toutes ces modifications dans la croissance, qui lui sont attribuables, des explications nombreuses toutes acceptables, et parmi lesquelles il est difficile de choisir la meilleure. Nous nous contenterons ici de les exposer sommairement.

Nous laisserons de côté cependant l'ancienne théorie mécanique de Waldeyer, aujourd'hui abandonnée de tous les physiologistes, et qui faisait du corps thyroïde un simple régularisateur de la circulation cérébrale. La théorie chimique est seule admise de nos jours depuis les beaux travaux de Brown-Sequard et de ses élèves sur les sécrétions internes. D'après cette théorie, la glande thyroïde sécrète une substance, encore inconnue, qu'elle déverse dans la circulation générale par les vaisseaux veineux thyroïdiens, et qui selon les auteurs agit de deux façons différentes.

Suivant les uns, Schiff, Kocher, Morin, Nockine, Ewald, Brissaud, etc..., cette substance, que Baumann, Fraenkel ont cru isoler en extrayant du corps thyroïde le premier sa thyroïdine, le second sa thyro-antitoxine, aurait pour but de neutraliser ou de décomposer, soit dans le corps thyroïde lui-même, soit en dehors de cet organe, des produits probablement toxiques provenant des processus de désassimilation, des échanges intra-organiques. Ces produits engendrent les phénomènes de la cachexie strumiprive, amènent en particulier des troubles de croissance, chez les individus privés tantôt spontanément, tantôt artificiellement de toute sécrétion thyroïdienne. Nockine prétend les avoir découverts en isolant sa *thyroprotéïde*, substance toxique, qui, d'après lui, provoquerait chez les animaux auxquels on l'injecte, des troubles analogues au myxœdème ; son affirmation est encore très contestée. Quelle que soit d'ailleurs leur nature, ces substances agissent sur la nutrition à la façon des toxines, peut-être en diminuant l'activité cellulaire, peut-être aussi en atténuant la propriété qu'ont les cellules de retenir, d'utiliser tous les aliments.

Ce sont elles que le suc particulier, ferment ou non, que sécrète le corps thyroïde, a pour but de neutraliser : si la sécrétion thyroïdienne est normale, elles sont détruites et la nutrition s'accomplit sans encombre ; si elle est au contraire diminuée ou si elle fait complètement défaut, ces poisons s'accumulent dans l'économie, enrayent l'activité des échanges, et le myxœdème apparaît alors avec ses troubles physiques et intellectuels. Ceux qui soutiennent cette théorie se basent sur certains résultats expérimentaux démontrant la présence dans les urines de cette substance toxique, que le corps thyroïde aurait pour mission de neutraliser. Laulanier et Gley ont en effet remarqué, dans des expériences bien conduites, que la thyroïdectomie produit. parmi ses nombreuses conséquences, une augmentation notable de la toxicité urinaire. Godart et Stosse, il est vrai, ont obtenu des résultats moins constants, et Paul Masoin, qui cependant accepte les conclusions de Laulanier et Gley, a démontré que la variabilité des résultats obtenus par la recherche de la toxicité urinaire tient énormément à la variabilité du genre d'alimentation.

D'autres auteurs, s'appuyant sur les résultats cliniques remarquables obtenus avec le traitement thyroïdien, résultats qui d'après eux s'expliquent difficilement si l'on admet les idées précédentes, soutiennent au contraire que la substance secrétée par la glande thyroïde n'est pas, comme quelques-uns le prétendent une anti-toxine ; ce serait plutôt un produit utile nécessaire, indispensable au bon fonctionnement des cellules, une leucomaîne à action stimulante spéciale, peut-être même un aliment, identique au glycogène, produit de la sécrétion interne du foie. Cette explication paraît bien moins fondée que la première. Il faut avouer cependant que l'on comprend bien mieux ainsi les troubles qu'occasionnent l'hyperfonctionnement de la thyroïde ou bien l'hyperthyroïdisation ; on s'explique aussi plus facilement que cette substance, qui en quantité normale favorise la nutrition, qui absente ou insuffisante amène des troubles analogues à ceux que cause le ralentissement de la nutrition (obésité, hypothermie, etc.,) produise par son excès une accélération des échanges nutritifs, accélération qui se manifeste par un amaigrissement rapide, une excrétion plus abondante des produits azotés et une élévation très marquée de la température.

Mais quel que soit le mécanisme bio-chimique de la sécrétion thyroïdienne, sur quoi agit-elle ? Va-t-elle, comme le prétendent quelques-uns, jusque dans l'intimité des tissus favoriser les fonctions si importantes de l'assimilation et de la désassimilation, augmenter l'activité de de la vie cellullaire ? Ou bien comme d'autres le soutiennent, a-t-elle simplement une action locale sur le système nerveux ? La question est fort controversée ; il n'existe point de preuves convaincantes pour se décider en faveur d'une explication, au détriment de l'autre. Il semble pourtant que la théorie nerveuse se rapproche le plus de la vérité. Les altérations de la fonction thyroïdienne amènent surtout des troubles trophiques ; et comme le dit si bien Brissaud : « Le système nerveux est évidemment le régulateur de tous les phénomènes trophiques. Nous en avons mille preuves. C'est lui qui est investi du pouvoir suprême dans la fédération des éléments anatomiques, c'est lui qui distribue la tâche à tous les appareils, à tous les viscères, à toutes les cellules qui commande le rôle et la destinée de chaque organe, qui arrête les empiéments des uns et secoue l'apathie des autres, en un mot, qui met un fein à l'individualisme cellulaire, d'où résulterait infailliblement l'anarchie. » On observe d'ailleurs des convulsions, de la tétanie, de la dyspnée à la suite de l'ablation du corps thyroïde, de la tachycardie, de l'insomnie, de l'agitation, du tremblement à la suite de de l'hyperthyroïdisation. Ne s'agit-il pas là de phénomènes nerveux au premier chef ? et ce seul fait d'observation ne démontre-t-il pas suffisamment que la glande thyroïde agit surtout sur le névraxe ?

Ainsi donc en résumé nous admettons que le corps

thyroïde sécrète une substance, dont la composition chimique nous est encore inconnue, et qui exerce son influence principalement sur le système nerveux Quel est le rôle biologique de ce produit ? Se trouve-t-on en présence d'une leucomaïne stimulante nécessaire au bon fonctionnement des centres trophiques, ou bien d'une anti-toxine, qui détruit, dans l'organisme ou simplement dans la circulation cérébrale, des substances exerçant une action néfaste sur les centres nerveux ? il est encore impossible de se prononcer ; les preuves manquent ; il n'existe que des probabilités,

---

CHAPITRE V

Thérapeutique

De tous les faits que nous venons d'exposer, il résulte nettement que la sécrétion tyroïdienne agit, on ne sait comment, sur le développement osseux, et que la sécrétion normale peut être remplacée par la sécrétion thyroïdienne d'un animal quelconque. C'est là la base de la thyroïdothérapie des troubles de croissance. Nous allons dans ce chapitre essayer d'en donner les indications, d'en montrer les inconvénients, de rechercher aussi quelle est la meilleure des préparations thyroïdiennes aujourd'hui en usage.

Et d'abord, doit-on donner du corps thyroïde à tous ceux qui présentent un arrêt de développement ? Evidemment non. Ceux dont l'arrêt de croissance n'est pas d'origine thyroïdienne ne retirent aucun bénéfice appréciable du traitement thyroïdien ; il est donc contre-indiqué de leur administrer des préparations thyroïdiennes, car ces préparations ne sont pas inoffensives ; elles présentent des inconvénients assez importants pour qu'on ne doive les donner qu'à ceux qui réellement peuvent en retirer quelque profit. Au contraire les idiots myxœdémateux, les crétins ont, sous l'influence de cette médication, grandi dans des proportions considérables (27 cent. en deux ans, 20 cent. en treize mois), et ont vu leurs déformations du squelette s'atténuer (Observ. XL); l est donc tout naturel de les soumettre à l'organothérapie thyroïdienne, d'autant plus que non seulement on les fait grandir, mais on fait encore disparaître les troubles intellectuels et les symptômes de myxœdème qu'ils présentent. Tous cependant ne sont pas également améliorés; lorsqu'ils ont dépassé un certain âge, lorsque le développement osseux est achevé, les signes de myxdème s'atténuent encore sans doute, mais la taille ne varie pas : dans les observations que nous avons publiées, ce sont surtout les enfants qui ont grandi, sous l'influence de la thyroïdine; la taille de ceux qui avaient atteint 22, 23 ans a peu augmenté; quelques-uns cependant ont grandi alors qu'ils avaient déjà dépassé 24 et même 27 ans. Par contre d'autres plus jeunes n'ont présenté aucune modification. L'âge ne peut donc servir de guide dans l'administration du traitement thyroïdien. Comment alors pourrons-nous savoir à l'avance si le traitement réussira ? Quand pourrons-nous promettre une croissance certaine? Hertoghe, dans un excellent mémoire publié dans le compte rendu de l'Académie royale de Belgique (septembre 1896), vient de donner la solution de cet important problème. Il est parti de ce principe que *la croissance doit être considérée comme possible aussi longtemps que le squelette n'est pas complètement ossifié, c'est-à-dire aussi longtemps que persistent comme tels les cartilages d'accroissement.* Or ces cartilages sont très nettement visibles sur les radiographies de la main et de l'avant-bras, obtenues par la méthode Rœntgen : ils se dessinent sur les épreuves positives en une ligne claire très facile à voir. Si cette ligne existe, donnez du suc thyroïdien et la croissance reprendra, si au contraire il n'y a plus de cartilage de conjugaison, le traitement n'aura aucun effet, le sujet soumis à la médication thyroïdienne restera tel qu'il était auparavant. Hertoghe a expérimenté sur un grand nombre de malades, tant myxœdémateux que rachitiques, et toujours les résultats obtenus sont venus confirmer les prévisions qu'avaient fait naître les radiographies.

Ainsi donc ne soumettez à la médication thyroïdienne que ceux dont l'arrêt de développement reconnaît un trouble de la fonction thyroïdienne, et que ceux chez lesquels persistent encore les cartilages d'accroissement. N'oubliez pas surtout d'exercer sur eux une surveillance spéciale, car le traitement thyroïdien présente beaucoup d'inconvénients, qui rendent son maniement délicat et dangereux. On a vu survenir à la suite d'une ingestion trop abondante de préparations thyroïdiennes des accidents graves : de la tachycardie avec arythmie, de l'élévation de la température, des troubles du côté de l'appareil urinaire, polyurie, glycosurie, albuminurie, une paraplégie incomplète, du tremblement, de l'exophtalmie et même des crises hystériques. Murray a noté de la rougeur suivie de perte de connaissance et de spasmes musculaires. Chaye-Shaw a été témoin dans deux cas d'une perte de connaissance ; M. Bouchard a vu survenir des céphalées et des douleurs ; MM. Chantemesse et René Marie, des vertiges, des maladies et des troubles dyspeptiques

(Lépine). Dernièrement encore Telfort-Smith, médecin-chef du royal Albert-Asylum de Lancaster, a signalé chez ceux, qui ont été soumis à un traitement thyroïdien trop prolongé, la production d'une incurvation des os longs, qui supportent le poids du corps, notamment du tibia et du péroné, incurvation aussi prononcée parfois que les déformations osseuses des enfants rachitiques.

Examinons maintenant qu'elles sont les médications thyroïdiennes que l'on peut employer? Il en existe un très grand nombre; on peut les classer ainsi qu'il suit:

1° Greffe thyroïdienne;

2° Injection sous-cutanée d'un extrait de glande thyroïde;

3° Injection de préparation pharmaceutiques du corps thyroïde;

4° Thyroérethisme de M. le professeur Poncet;

5° Ingestion de glande thyroïde en nature.

La greffe, basée sur ce fait que, si l'on n'enlève pas entièrement la glande thyroïde chez un animal, le morceau, que l'on laisse subsister, s'hypertrophie et la cachexie ne survient pas, a été proposée par Horxley; elle a été exécutée chez l'homme par Kocher, Bücker, Merklen, Lannelonge etc...C'est le corps thyroïde de mouton que l'on a le plus employé; il a été transplanté le plus souvent dans la paroi abdominale. Les résultats fournis par la greffe ont été peu brillants. Gibson seul *(Obser. XIII)* a pu obtenir un succès. C'est d'ailleurs un procédé peu pratique.

Les injections sous-cutanées de suc thyroïdien constituent au contraire un mode de traitement important, qu'on a beaucoup employé, et qui a donné de bons résultats: la glande thyroïde de mouton a encore été spécialement choisie; on en a fait des extraits glycérinés : les procédés employés pour leur préparation sont ceux de Gley, de Roux, de Robin, de d'Arsonval; nous n'en décrirons aucun; on les trouvera suffisamment exposés dans les thèses de Gary-Lowitz, de Dufournier, et dans l'important article d'Yvon, publié dans les archives de Neurologie du mois de mars 1896.

On a beaucoup employé aussi les préparations pharmaceutiques de corps thyroïde; on peut en effet se les procurer très facilement; elles offrent cependant quelques dangers; elles peuvent produire des accidents toxiques, attribués souvent à tort à la sécrétion thyroïdienne elle-même. Nous citerons parmi les plus importantes les préparations de Murray et Catillon, de Vigier, d'Yvon et Berlioz, la thyroïdine de Vermerhen, l'enzime spécial que Nockine a isolé du corps thyroïde, la thyro-antitoxine de Frœnkel, et la thyroïodine de Baumann, substance qui contient beaucoup d'iode et qui d'après les expériences de Roos, et d'après les succès thérapeutiques obtenus ces derniers temps, surtout en Allemagne, exercerait chez l'homme une action physiologique tout à fait analogue à celle du corps thyroïde.

M. le professeur Poncet a encore préconisé contre le myxœdème et l'idiotie myxœdémateuse un traitement chirurgical, le thyroéréthisme, qui, dans deux cas, lui a donné d'excellents résultats; il s'est produit une amélioration de l'état intellectuel des deux malades qui ont subi cette opération ; on trouvera les observations détaillées dans la thèse du Dr Ravé.

Toutefois, nous préférons à tous ces modes de traitement

l'ingestion de glande thyroïde fraîche ; on est certain ainsi d'introduire dans l'organisme le principe actif de la sécrétion thyroïdienne et de ne lui faire subir aucune altération. On emploie ordinairement la glande de mouton ; on peut la donner hachée en cachets, comme le recommande M. le professeur Lépine, ou bien encore, comme l'a fait notre camarade et ami le Dr Costa (Thèse Lyon 1896) entre deux morceaux de pain enduits de beurre. On administre d'abord, chaque jour, un lobe ; si le sujet supporte bien le traitement on en donne deux ; on interrompt cependant, de temps en temps, le traitement pour laisser reposer le malade. On suspendra évidemment toute médication, dès qu'apparaîtront les premiers symptômes de l'intoxication thyroïdienne.

CONCLUSIONS

I. — La glande thyroïde exerce une action incontestable sur le développement du squelette. Les preuves nous en sont fournies :

1° Par la clinique qui nous montre :

a) Que les idiots myxœdémateux, dont la glande thyroïde est absente ou atrophiée (athyroïdiens de M. le professeur Poncet) sont toujours des nains.

b) Que les crétins endémiques, qui ont un corps thyroïde hypertrophié macroscopiquement, mais atrophié fonctionnellement, sont toujours arrêtés dans leur développement squelettique, lorsque les signes du crétinisme apparaissent dès l'enfance. Le nanisme est d'autant plus accentué que le goître est apparu à une époque plus rapprochée de la naissance (Poncet).

c) Que lorsqu'on pratique la thyroïdectomie totale chez les enfants (opération aujourd'hui complètement

— —

abandonnée) la croissance s'arrête. On ne doit donc faire chez eux que la thyroïdectomie partielle, que la strumectomie ou mieux encore l'exothyropexie, opération qui conserve plus de tissu glandulaire et qui a été préconisée par MM. Poncet et Jaboulay.

d) Que même les basedowiens présentent des troubles trophiques osseux, attribuables pour nous à une activité trop grande des cartilages de conjugaison, activité qui est sous la dépendance directe de l'hyperthyroïdisation.

e) Enfin que le corps thyroïde est surtout volumineux au moment de la croisssance, qu'il diminue de volume lorsqu'elle est terminée, c'est-à-dire alors que son rôle est fini.

2° *Par les recherches expérimentales d'Hofmeister et d'Eiselsberg*. Des animaux, à qui on avait enlevé le corps thyroïde, ont présenté un arrêt de croissance des plus marqués.

3° *Par le traitement thyroïdien* qui a produit une augmentation notable de la taille chez les idiots myxœdémateux, les crétins et chez les enfants dont l'arrêt de croissance reconnaissait des causes diverses (Rachitisme, albuminurie, hyperazoturie, etc.)

II. — La pathogénie de cette action de la glande thyroïde sur le développement osseux est encore à l'étude. On tend cependant à admettre, de nos jours, que la glande thyroïde sécrète une substance spéciale qui neutralise les produits de la désassimilation et les empêche ainsi d'exercer une fâcheuse influence sur le fonctionnement des centres trophiques.

III. — Quelque soit d'ailleurs son mode d'action, il est indiqué de soumettre à la médication thyroïdienne les idiots myxœdémateux et les crétins. Il faut toutefois auparavant s'assurer chez eux que la croissance est encore possible, c'est-à-dire rechercher par l'épreuve radiographique si leurs cartilages d'accroissement ne sont pas encore ossifiés. Ce traitement nécessite une surveillance spéciale à cause des accidents toxiques qu'il peut entraîner.

Parmi toutes les médications aujourd'hui en usage (Greffe, Injection du suc thyroïdien, Injection de préparations thyroïdiennes, Thyro-éréthisme de M. le professeur Poncet) l'ingestion par la voie stomacale de glande thyroïde fraîche de mouton est la meilleure.

En résumé le bon fonctionnement de la thyroïde a une influence incontestée et considérable sur le développement du squelette. Ses altérations produisent le raccourcissement de la taille, le nanisme; par contre, nous avons dans la médication thyroïdienne, dans le thyroéréthisme (Poncet) un moyen précieux d'augmenter la longueur des os.

Faisons encore remarquer, en terminant, l'action inverse du testicule. Les expériences de M. le professeur Poncet (De l'influence de la castration sur le développement du squelette. Association française pour l'avancement des sciences 1878) n'ont-elles pas démontré que la castration entraînait chez les jeunes gens une augmentation notable de la longueur du squelette et ne savons-nous pas que les eunuques se distinguent précisément par leur grande taille ? Entre le testicule et la glande thyroïde il existe donc un rapprochement curieux à établir l'absence de testicule, la castration provoquent un hyper-accroissement des os ; au contraire l'ablation de la thyroïde, la suppression fonctionnelle de cette glande, un arrêt très marqué du développement.

POUR LE DOYEN :

L'assesseur,

R. LÉPINE

Vu, bon à imprimer :

LE PRÉSIDENT DE THÈSE,

PONCET

LE RECTEUR,

A. COMPAYRÉ

Lyon, le 28 novembre 1896.

BIBLIOGRAPHIE

BAILLARGER. — Recueil des travaux du comité consultatif d'hygiène de France, t. II, 2me partie.

BALLET ET ENRIQUEZ. — Des effets de l'hyperthyroïdisation expérimentale. Médecine moderne, 1895.

BAUMANN. — Semaine médicale, 22 janvier 1896.

BOULLENGER. — De l'action de la glande thyroïde sur la croissance. Thèse de Paris, juillet 1896.

BOURNEVILLE. — Compte rendu des enfants de Bicêtre, 1886 et années suivantes.

BOURNEVILLE. — Bulletin de la Société médicale des hop. de Paris, 1896.

BOURNEVILLE. — Archives de neurologie, janvier 1896.

— — Société de biologie, 10 janvier et 9 mai 1896.

BRISSAUD — Leçon sur les maladies du système nerveux. Paris, 1895.

BRUNS. — Semaine médicale, 1er janvier 1895 (Annexes).

BURCKHARDT. — Revue méd. de la Suisse romande, juin 1895.

COMBE. — Revue méd. la Suisse Romande, juin 1895.

CHARRIN ET GLEY. — Archives de physiologie, 1896 (1er fascicule)

DUFOURNIER — Thèse de Paris, 1893.

EISELSBERG. — Arch. für clin. Chir. von Langenbeck, t. XLIX.

EWALD. — Semaine médicale, 22 avril 1896.

GAIDE. — Thèse. Bordeaux, 1894.

GIBSON. — Brit. méd. journal, 16 janvier 1893.

GLEY. — Semaine médicale, 1896.

JAUNIN. — Revue médicale de la Suisse Romande, 20 janvier 1896.

KOCHER. — Congrès allemand de Méd. interne, 1895.

JOHN HELLIER. — The Lancet, novembre 1894.

HERTOGHE. — Bulletin de l'Académie royale de médecine de Belgique, 1895 et septembre 1896.

HOFMEISTER. — Beitrag für clin. chir. 1894. Semaine médicale, 1894.

HOCK-KASSOWITZ. — Semaine médicale, 19 février 1896.

LANCEREAUX. — Semaine médicale 1893. Les glandes vasculaires sanguines. Leur rôle pendant la croissance.

LÉPINE. — De la médication thyroïdienne. Semaine médicale, 12 février et 10 aout 1896.

LE BRETON ET VAQUEZ. — Société médicale des hôpitaux, janvier 1895.

MORIN. — Revue méd. de la Suisse romande, 1895.

MURREL. — Revue des sciences médicales, 1894.

NOCKINE. — Semaine médicale, 1895.

PARKER. — Brist. méd. journ., 8 février et 27 juin 1896.

GORDON PATERSON. — The Lancet, nov. 1894.

PONCET. — Association française pour l'avancement des sciences, 1878.

RAVÉ. — Du Thyro-éréthisme, Thèse Lyon, 1894.

RAILTON. — Brit. med. Journal, 1894, page 1178.

REVILLOD. — Thyroïdisme et thyroprotéidisme. Revue médicale de la Suisse romande, 1895.

REGIS. — Manuel pratique de Médecine mentale

ROBIN. — Lyon médical, 7 mai 1892.

SCHMIDT — HEUNNER. — REHB. — Semaine médicale, 22 avril 1896. Berliner Clin. Wochenschrift, 1896 n° 18.

TELFORD SCHMITH. — Brit. méd. journal 1894 p. 1178. Semaine médicale 23 sept 1896 (Annexes)

THOMPSON. — Edemsburg med. Journal, février 1894.

WALLIS. — The Lancet, nov., 1895.

VAN DEN CORPUT. — Bulletin de l'Académie royale de médecine de Belgique, septembre 1896.

YVON. — Pharmacologie du corps thyroïde. Archives de neurologie, 1896.